W0281281

RiWei
Verlag -GmbH

1. Auflage Dezember 2002
2. Auflage Januar 2003

Gesamtherstellung: Richard Weigerstorfer
Druck: RiWei Verlag GmbH Verlagsdruckerei

Liebig Str. 4
93055 Regensburg
Tel. 0941/ 799 45 70
Fax. 0941/ 799 45 72
www.RiWei-Verlag.de
EMail: Info@RiWei-Verlag.de

ISBN 3-89758-292-9

Expose

Der Verfasser, ein seit 35 Jahren tätiger Heilpraktiker und Chirotherapeut, plaudert aus seiner Praxis und darüber, was ihm so an therapeutischen Raritäten auf den Tisch geflattert ist. Erfahrung und Wissen lassen zu ganz neuen Einsichten gelangen, was wirklich Gesundheit bedeutet.

In den Mittelpunkt seiner Betrachtungen stellt er, und das mit vollem Recht, die Wirbelsäule als Gesundheitsfaktor ersten Ranges.

Therapie hat für den Verfasser nicht nur den Zweck, den Menschen örtlich von Schmerzen zu befreien. Seine vorwiegende Absicht ist es die Haltung zum Leben zu revidieren und damit die Durchflutung des Menschen in Gänze zu erreichen um dadurch tief hintergründige Energien freizusetzen und Ursachen aufzuspüren.

Der Leser steht einem Praktiker gegenüber der es versteht, in überzeugender Weise Möglichkeiten zu eröffnen, die der Forderung nach harmonischer und gesunder Lebensführung gerecht werden.

Außerdem verfügt er über eine Chiropraktik, eine einzigartige Methode, die ohne jede Gewalt die Bewegungselemente wieder in Harmonie und Schmerzfreiheit zu versetzen vermag. Diese Methode ist weitgehend mental von einem verstorbenen Kollegen, Herrmann Marienhoff, übergeben und gleichzeitig durch mentale Schulung ergänzt worden. Jenseitige Helfer haben sich seiner angenommen und St. Michael war und ist sein Freund und Schirmherr.

Neben vielen wichtigen Ratschlägen für den Alltag übermittelt er Erfahrungen mit der Reich´schen Orgon Therapie eigener Prägung, so wie sie auch der Laie handzuhaben vermag.

Seine Ratschläge zu einer Heimgymnastik zeigen, wie man mit geringstem Zeitaufwand den ganzen Körper aktivieren kann, ohne aufwendige fernöstliche umständliche Übungen vollziehen zu müssen..

Rundum ein gelungener Wegweiser hinein in Alters- und -Jugendfrische.

Vita

Hier spricht ein Fachmann, der als Chiropraktiker weit über die Grenzen Europas hinaus Menschen zu neuem Lebensmut verholfen hat, oft mit wenigen Handgriffen.

Sein Rat, die Zentrale des Lebens, die Wirbelsäule zu trainieren, und das in ganz besonderer Weise, soll dem Leser zeigen wie das anzustellen ist.

Der Autor ist mit 80 Jahren ein erfahrener Heilpraktiker mit 40 jähriger Praxis. Sie ist noch heute für ihn Lebenselixier und seine Persönlichkeit zeugt für einen wachen Verstand, der in der Lage ist, Ungereimtheiten seiner Patienten zu erfassen und ins rechte Gleichgewicht zu bringen. Das ist jetzt nicht nur wörtlich, sondern auch im übertragenen Sinne gemeint.

Wenn er in diesem Büchlein aus seinen Erfahrungen plaudert, ist alles das für fast jeden hilfreich, um sein Leben in ein ebenso gesundes Alter zu steuern.

Er war einst mein Schüler und heute ist er mein Lehrer geworden. Ich sage das mit Stolz und Ergebenheit.

Als schwerbeschädigter Oberschenkelamputierter hat er sein Leben gemeistert und gelernt den Körper zu verlassen, um tätig zu sein auf beiden Seiten des Lebens.

Ich wünsche Ihnen, dem Leser, einige ersprießliche Lesestunden und Reifung aus den angebotenen Erfahrungen.

Der Chronist

Dr. Rudolf Rabe

Vorwort

Lieber Leser, wenn ich dem Drängen vieler Patienten nachgebe und niederlege was so in über drei Jahrzehnten an Erfahrungen in der Praxis über meinen Schreibtisch zu mir gekommen ist, so wird daraus keine Indiskretion und keine Sensation.

Mir liegt daran euch allen zu zeigen, wie man es anstellen sollte um ein Leben in Gesundheit bis zum Lebensende zu führen.

Natürlich kann der eine oder andere sich nicht entschließen meinen Weisungen Glauben und Folge zu leisten. Dann kann ich nur sagen, tu was du nicht lassen kannst; aber beschwere dich nicht, wenn es dir später dreckig geht. Mein Mitgefühl hast du, nicht jedoch mein Mitleid.

Ja, ja, du hast richtig gelesen, ich nehme mir die Freiheit heraus, dich zu DUZEN. Ich denke, so verstehen wir uns besser. Nimm´s mir nicht krumm, und wenn´s dir nicht passt, wirf diese Abhandlung in den Müll.

Natürlich habe ich als junger Mensch nicht wie ein Engel gelebt und auch allen Unfug getrieben, den man nur so machen kann. Glücklicherweise hat mir der letzte Weltkrieg ein Bein abhanden kommen lassen, ein Umstand, der mich gezwungen hat nachzudenken.

Ich weiß, dass Nachdenken nicht jedermanns Stärke ist; dafür habe ich das ja nun getan, und wenn du gedenkst jetzt mir hinterher zu denken, was ja auch ein Nachdenken ist, hast du vielleicht die Gelegenheit deinen Nutzen daraus zu ziehen.

Wenn du also meinen Gedanken folgen solltest, wirst du wahrscheinlich sagen: " Meine Güte, das ist ja alles anders als ich das gewohnt gewesen bin."

Na, und? Wenn hunderttausend Menschen täglich das Falsche tun, kann ich mir nicht vorstellen, dass es dadurch richtiger wird wenn man es wie gewohnt weitermacht.

Ich hoffe, wir verstehen uns nun, und da ich kein Mann von langen Vorreden bin, will ich mit dir zusammen gleich mitten hinein springen.

Wie ich das so sehe

Lieber Leser, auch du folgst dem Gesetz der Alterung und bist gewohnt ab dem dreißigsten Lebensjahr mehr und mehr zu schrumpfen, jedenfalls in der Länge. Dazu solltest du wissen, dass dieser Eindruck nur scheinbar wie ein psychisches Damokles-Schwert über deinem Haupte pendelt. Wenn du zudem noch dafür gesorgt hast, dass du deine verlorene Länge in Breitenwachstum umgesetzt hast, kannst du nicht erwarten diesen fatalen Umstand ohne geänderte Essgewohnheiten ins Gegenteil zu verwandeln.

Ich setze bei dir nun einmal voraus, dass du offen dafür bist ein normales Körpergewicht mit dir im Leben herumzutragen. Du solltest zu diesem Zweck erst einmal lernen, was und wie du dich mit der Ernährung auseinandersetzen könntest.

Stell dir vor, dass jedes Pfund zuviel, soviel für dich zusätzlich zu tragen ist, wie zwei Pakete Butter. Alles das lastet im Endeffekt auf der Zentrale deines Lebens, der Wirbelsäule.

Die Wirbelsäule ist ein Wunderwerk der Natur und man wundert sich, was die sich alles so gefallen lässt.

Sie ist in jede Richtung zu biegen, wie ein Schilfrohr im Winde, und in vier große Abschnitte gegliedert: das Kreuzbein, angrenzend an die beiden großen Beckenschaufeln; die Lendenwirbelsäule, vorwiegend verantwortlich für Bück- und Drehbewegungen; die Brustwirbelsäule überwiegend die Seitbeugungen beherrschend, und die Halswirbelsäule, dreh- und nickaktiv; allein das ist schon mehr als ein Wunder der Technik.

Zwischen den Wirbelkörpern und den Wirbelbögen, an denen die Quer- und Dornfortsätze ansetzen, verläuft vom Kreuzbein aufwärts das Wirbelmark bis zum Gehirn.

In der Mitte des Wirbelmarkes ist ein ca. ein Millimeter dünner Kanal, gefüllt mit Wasser. In diesem schwimmt die einzige kernlose Zelle unseres Organismus. Sie ist im unteren Bereich minus-, im oberen dagegen pluspoplig geladen. Das ist unser Lebensfaden, der, wenn er schrumpft, alles im Körper altern lässt, und wenn er reißt, müssen wir unseren Organismus verlassen. Mit ihm hängt letztlich unsere gesamte Energieversorgung zusammen. Sie ist außerdem die geistige Verbindung zwischen unserer heimischen Energie der Erde und dem Kosmos

Die Ostasiaten kennen die Energieversorgung noch und beschreiben sie mit kreisförmigen Energiewirbeln auf unserem Körper, genannt Chakras. Meine Forschungen haben ergeben, dass die Chakras Verbindung haben zur Wirbelsäule über ein ähnliches Energiegebilde vor der Wirbelsäule, die Chakrawurzeln, die durch unsere Tonleiter erregt werden können.

Über acht Wurzelchakras bekommen wir unsere kosmische Energie aus elf Chakras und elf Nebenchakras.

Ich will dir hierdurch nur aufzeigen, wie zentral die Wirbelsäule mit unserem Leben zusammenhängt und wie dringend notwendig es ist, dieses Organ pfleglich zu behandeln.

Viele verschiedene Möglichkeiten der Pflege und des Trainings sind im allgemeinen Angebot: Gymnastik etwa, oder Rückenschule, wie auch Reiten, Schwimmen, Seilspringen, Spazieren gehen und vieles andere mehr. Alles das ist förderlich und nützlich, nur eines können alle diese Sportarten nicht; es ist ihnen nicht möglich die Wirbelsäule nachhaltig zu strecken.

Aus eigener Intention habe ich vor etwa 40 Jahren mit einer ganz speziellen Methode begonnen Bewegung und Durchblutung in diesen Bereich zu bringen. Mein Militärmaß von 182 cm war schon um ca. 1 cm geschrumpft.

Heute, fast 80-jährig, habe ich ein Längenmaß von 185 cm. Und somit zähle ich auch nicht zu all den Alten, die mit ihrem Krückstock, vom Alter gebeugt, durch die Gegend tappeln. Das lieber Freund hast du auch nicht nötig; aber davon später.

Zur Pflege aller Organe, und eben auch der Wirbelsäule, gehört eine ordentliche Ernährung, und so will ich dir zunächst die Frage beantworten, wie und was zu essen ist.

Vor fast 40 Jahren lernte ich die s.g. Trennkost nach Dr. Hey kennen. Er war ein Landarzt in Amerika und fand dieses geniale System, und zwar nicht als Diät, sondern als ganz normale Ernährung. Leider hat man den Wert in Deutschland gar nicht begriffen; aber es ist ja meistens so, dass herbe Kritiker von dem, was sie bemängeln, nicht die blasseste Ahnung haben.

Die Trennkost sagt, dass alle Kohlehydrate nicht in Verbindung mit tierischen Eiweißen gebracht werden dürfen..

Beide locken nämlich im Magen sehr unterschiedliche Säfte zur Verdauung hervor.

Tierische Eiweiße benötigen zur Aufschlüsselung Salzsäure, Formel H Cl.

Kohlehydrate benötigen dazu Natronlauge, Formel Na OH.

Willst du also Kartoffeln und Fleisch miteinander essen, kommt es zu einer chemischen Reaktion bei der sich Na (Natrium) und Cl (Chlor) zu Na Cl verbinden, und das ist Kochsalz.

Die Reste nämlich H (Wasserstoff) und O (Sauerstoff) sagen: "Wenn diese beiden fremdgehen können, machen wir das doch auch." Sie verbinden sich in einer neuen Ehe zu H2 O, und das nennen wir Wasser.

Weder Wasser noch Kochsalz sind aber in der Lage auch nur ein Fitzelchen zu verdauen von dem, was du gegessen hast.

Was sind nun Kohlehydrate. Man findet sie überwiegend als Pflanzenteile unter der Erde wachsend: als Kartoffeln, Rüben, Sellerie Zwiebeln, Radieschen und Rote Beete; aber auch die Getreide und Sämereien gehören dazu. Natürlich sind sie alle nur für unseren Stoffwechsel von Wert, wenn wir sie uns lebendig zuführen. Diese Gemüse sollten also nicht wie üblich totgekocht werden.

Wie das? Nun, unsere Großmütter hatten schon die ideale Methode zum Garen erfunden. Sie nahmen den Dämpftopf, der praktisch wie eine Sauna auf das Gemüse einwirkt. Ich bin bislang in der Sauna auch nicht gestorben. Die volle Breitseite der Funktionsstoffe bleibt folglich erhalten, während beim Kochen alles bis auf den letzten Rest kaputt geht. "Wie wollt ihr lebendig bleiben, wenn ihr tote Nahrung esst," hat Christus zu den Kranken gesagt. Na bitte!

Das Getreide hatte ursprünglich ein Gesamtspektrum an Funktionsstoffen, nämlich 78 Fermente. Durch Züchtung zum Kohlehydrat-Dickbauch sind diese auf knapp 50 reduziert.

Anders verhält es sich bei den Sämereien. Sie haben immer noch 78 Fermente, weil sie, Gott sei´s gelobt, bisher nicht durch Züchtung verändert worden sind, und sie passen zu den Fermenten im Dünndarm wie ein Schlüssel zum Schlüsselloch. Nur so ist schließlich auch nur im Dünndarm ein harmonisches Stoffwechselgeschehen zu erwarten.

Glücklicherweise haben wir noch eine dritte Gruppe an Lebensmitteln. Sie wachsen alle über der Erde und werden sowohl durch Salzsäure als auch durch Natronlauge verdaut.

Das macht die ganze Esserei einfacher. Diese Gemüse sind unsere wichtigsten Eiweißlieferanten. Dazu gehören alle Kohlsorten: Salate und Wildsalate, z.B. Löwenzahn und unsere wichtigste Pflanze, die Brennnessel. Natürlich sind Pilze, Erbsen und Bohnen mit von der Partie.

Der Wert der Wildgemüse ist dir wahrscheinlich gar nicht bekannt. Die hoch gelobte Apfelsine hat, wenn es ganz hoch kommt, ca. 25 Milligramm Vitamin C, kümmerlich!

Eine meterhohe Brennnessel hat davon 3.000 Milligramm. Eine Löwenzahnrosette weist ca. 2.000 Milligramm auf. Der Giersch, der an jedem Gartenzaun unausrottbar wuchert enthält 1.500 Milligramm. Das Gänseblümchen hat ebensoviel Vitamin C in seiner Blattrosette und seine Blüten sind ein wunderbares Herzmittelchen bei psychischen Störungen, das nur als kleine Auslese. Wer die Brennnessel heiligt, kann keine Osteoporose bekommen. Neben dem reichhaltigen Vitaminangebot enthält sie alle Mineralien und alle Spurenelemente in gleich hoher Dosis außer der der Vitamin B Gruppe. Diese bekommen wir aus dem Fleisch oder aus dem Kuhmist. Bei letzterem bin ich allerdings ziemlich heikel.

Die tierischen Eiweiße rekrutieren sich aus dem Bereich der tierischen Lebewesen: Fisch, Fleisch Eier, Geflügel, Muscheln und Kaviar. Sie sollten folglich niemals mit Kohlehydraten in einer Mahlzeit gemeinsam gegessen werden.

Wurst auf Brot oder Schinken wäre also falsch.

Lediglich einige liebe alte Gewohnheiten bleiben auf der Strecke.

Streng verboten bleibt die Milch mit ihren Produkten, dem Käse, Quark, Yoghurt, Bioghurt, Buttermilch und ihren Trockenprodukten.

Du schaust mich mit großen Augen an und fragst: „Warum denn das?“

Sieh mal, die Milch ist weiß. Diese Farbe hat sie durch Kalk bekommen. Da aber Kalk von sich aus nicht schwimmen kann, wird er durch Eiweißmoleküle getragen. Diese Bindung muss sogar besonders fest sein, weil das Ganze ja ein flüssiges Milieu ist.

Das Gebinde Kalk - Milcheiweiß trifft beim Säugling in seinem kleinen Magen auf eine neutrale Fruchtsäure, die alleine in der Lage ist Kalk und Eiweiß voneinander zu trennen. Das, mein lieber Freund ist sehr wichtig, weil im Dünndarm Kalk durch ein anderes Türchen aufgenommen werden muss als Eiweiß., Der Kalk strebt aber zu den Arteriolen hin und das Eiweiß zu den Venolen. Das ist für den Säugling und das Kleinkind ideal, und auf diese Weise wachsen unsere Kleinen ja auch mit unerhört großer Geschwindigkeit in die Länge.

Leider bekommt so ein kleiner Mensch irgendwann sein erstes Fleisch zu futtern, und nun passiert`s; Fleisch kann im Magen nur durch Salzsäure und Pepsin verdaut werden. Der Magen öffnet daraufhin die Drüsen für diese beiden Säfte, und die haben nichts Eiligeres zu tun als die vorhandenen Fruchtsäuredrüsen zu verätzen. Aus und vorbei für die Milch und ihre Produkte; denn von nun an trifft die Milch auf Salzsäure und Pepsin.

Die meisten Hausfrauen wissen sogar noch, dass man damit Käse macht. Von nun an wandert die Milch als Käse in den Dünndarm, und weil Kalk und Eiweiß sich nicht trennen können bleiben sie liegen

Kalk verstopft auf diese Weise die Mineralaufnahmeorgane zu ca. 60 %, und Eiweiß bleibt liegen; und leg doch mal Fleisch bei 37° C auf die Heizung, es fängt an schon nach einer halben Stunde zu schimmeln an. Der Schimmelpilz, der sich da bildet, heißt Mucor und du kennst ihn als schwarzen Pilz von feuchten Hausecken her. Er bildet die hoch Krebserregenden Aflatoxine, außerdem produziert er in großen Mengen unseren Erzfeind, den Stickstoff, und stiehlt dem Stoffwechsel bis zu 80 % des für den Stoffwechsel für diesen. Na, wie findest du das denn?

Also, weg damit! Drei mal im Jahr darfst du; aber auf keinen Fall mehr.

Verboten sind natürlich auch Kaffee und schwarzer Tee wegen ihrer Röststoffe. Die sehen unter dem Mikroskop aus, wie ein Riesenhaufen Benzinkanister in dem eine Handgranate explodiert ist; und wenn diese ungebärdigten scharfkantige Brocken auf die Leber knallen, gibt es Kleinholz. Bei einer Tasse Kaffee rechnet man mit ca. 8.000 Leberzellen, die vor die Hunde gehen.

Glücklicherweise ist die Leber unsere größte Baustofffirma, die natürlich ihre eigenen Baustoffe zur Ausheilung verwendet. Leider darf sie aber nur 7 % von ihrer Produktion für sich selbst verwenden, damit die Firma nicht pleite geht. Weil aber der Schaden so groß ist, dass sie bei einer Tasse Kaffee ca. das Doppelte benötigt, erhöht sie ihre Gesamtproduktion auf das Doppelte und kann sich damit in aller Ruhe ausheilen. Diese Riesenproduktion schlurt jetzt ohne Auftrag von der Peripherie durch den Kreislauf, und der weiß auch nicht wohin damit. Cholesterin, Lipide, Triglyceride sind im Überschuss vorhanden und lagern sich in den Gefäßwänden ab. Im Volksmund nennt man das Verkalkung.

In meiner Praxis kenne ich mehr Leberzirrhosen aus Kaffee als von Alkohol, vor allem bei Frauen.

Da wären wir gleich beim Alkohol. Wenn die Leute wüssten, was sie da saufen, würden sie ihn gar nicht erst anrühren. Und so gut schmeckt das Zeugs nun auch nicht. Auch so benannter biologischer Wein und Schnaps sind nicht besser als ihre giftigen Brüder.

Ein weiteres Problem ist der Zucker, der, den man normalerweise kauft, ist ein Mordinstrument. Er besteht aus Langketten Molekülen, die von den Schleimhautzellen gerade eben aufgenommen werden können. 48 zusammenhängende Kettenglieder kann die Zelle bewältigen. Dann geht aber nichts mehr hinein. Mit dem zelleigenen Wasser löst die Zelle einen Ring ab und schmeißt ihn ins Blut. Jetzt liegt sie trocken und bittet die Zunge um Wasser. Die befiehlt: Durst, marsch! - du trinkst, und deine Zellen saufen wie die Kühe, können aber nichts mehr aufnehmen und platzen. Der ganze Restzucker von 47 Kettengliedern poltert in ein Blut, das wiederum konzentriert ist und ums Verrecken nichts mehr aufnehmen kann. Folge ist, dass dieser Zucker bis zu 10 Stunden ungelöst im Blut kreist, vorbei an all den hungrigen Zellen, die am gedeckten Tisch vor Hunger weinen. Zum bösen Ende verklemmen sich diese Riesenmonster im sensibelsten Stoffwechselbereich, den Kapillaren. Das ist wie ein Bombenangriff auf Nord Deutschland, bei dem etwa eine Million Häuser ausgebombt werden. In diesem Zusammenhang denke ich auch an Coca Cola mit seiner ungeheuren Menge Zuckers.

Anders ist es beim Fruchtzucker, der nur zwei Molekularringe beherbergt. Der wird von der Schleimhautzelle gut und gerne aufgenommen. Er wird in der Zelle geteilt in zwei Einzelringe, die dort in Pension verbleiben bis das Blut anklopft und sagt: "Ich brauche mal!"

Ist er erst im Blut gelandet, ist er längstens eine halbe Minute dort und landet als Energie in der Körperzelle. So hat es die Natur schließlich auch gedacht. Im Obst findet man ausschließlich Fruchtzucker.

Was soll ich noch zum Raucher sagen? Was seid ihr bloß für Schlappschwänze und haltet euch mit eurem Charakter an einem Giftstengel sondergleichen fest. Das ist weniger als ein Strohhalm.

Abgesehen davon, dass die Zigarette circa 900 Gifte enthält, die ich lieber gar nicht alle aufzählen möchte, und die seit Tschernobyl außerdem eine Unmenge an Radioaktivität gespeichert haben, werden bei der Verbrennung von Tabak Kohlenmonoxyde frei, die sich den roten Blutkörperchen chemisch anheften und mit deren roten Farbstoff Teer bilden. Ein solches Blutkörperchen derangiert zu einem dreirädrigen Volkswagen, kann weder Sauerstoff noch Kohlendioxyd transportieren und möchte im Körperkrematorium, der Milz, verbrannt und entsorgt werden. Die Milz aber schnuppert den Teer und verweigert dem sterbenden Blutkörperchen den Zutritt.

Was macht das Ärmste nun? Es sucht sich einen Parkplatz in dem die Parkwärter schwach sind. Das bedeutet, dass eiternde rote Blutkörperchen in oder an Organen andocken, die ohnehin kränkeln.

Was nun passiert, kannst du dir ausmalen. Bis zum Krebs ist es nicht mehr weit.

Jetzt begreifst du auch, warum der Krebs mal hier und mal dort auftreten kann. Das ist eine Frage der Körperhaltung im direkten, aber auch im übertragenen Sinne.

Da wären wir also bei der Haltung unseres Körpers gelandet, und das Zentrum der Haltung ist die Wirbelsäule.

Wie sagt man im übertragenen Sinne? "Mach dich mal wieder gerade!" Ein gebeugter Mensch trägt schwer an seinem Schicksal. Nicht nur vom Suff hat er einen schweren Kopf.

Man trägt sein Kreuz mit sich herum und hat total seine Haltung verloren. Jemand hat Rückgrat, wenn er durchsetzungsfähig ist. Jemand ist aufrichtig. Der Volksmund hat ein empfindliches Gefühl für die Dinge, die uns betreffen.

Die Wirbelsäule besteht jedoch nicht nur aus Knochen. Ohne Muskeln, Bänder und Nerven wäre sie ein jämmerliches Häufchen Knochen. 550 Muskeln und 400 Sehnen und Bänder werden von uns beschäftigt, damit wir etwa 144 kleine Gelenke bewegen können. Alles das muss auf dem Transportweg der Blutgefäße versorgt werden. Damit der Verkehr auch gut funktioniert sorgt die Blutpolizei, die Lymphe, für Ordnung. Außerdem liegen zwischen den Wirbeln lauter kleine Stoßdämpfer, die Bandscheiben.

Sieh, und alles das muss ernährt werden, natürlich und richtig. Ich hoffe, du verstehst jetzt, warum ich so lang und breit über die Ernährung geschrieben habe.

Die Bandscheiben ganz besonders geraten bei uns all zu leicht unter Druck und zwar vor allem unter den Druck von Problemen, vor denen wir ausweichen möchten. Da wir aber äußerlich nicht ausweichen wollen um uns nichts anmerken zu lassen, zeigt uns die Bandscheibe was Sache ist. Sie weicht aus! Man spricht dann von Hexenschuss und Ischias. Man hat sich von etwas hinreißen lassen. War es das Umsehen nach einer Hexe? Die ganze Basis des WS - Knochensystems, das Becken - Kreuzbein - Gefüge ist verdreht. „De verdreihte Deern“ sagt der Volksmund und meint die Hexe, nach der man sich umgedreht hat.

Sicher kann man die Verdrehungen chiropraktisch meistens wieder ins Lot bringen. Was aber der Patient selbst wieder ins Lot bringen muss, ist sich zu fügen und zwar im geistigen Sinne.

Der Bandscheibenvorfall, der u.U. die Beine und den Unterleib lähmen kann, steht im geistigen Sinne für gestörte Standfestigkeit.

Man krümmt und windet sich um diese Probleme herum, ist nicht mehr aufrichtig, und der Volksmund schilt diesen Menschen einen krummen Hund.

Im Gegensatz dazu steht der Hagestolz, der in Selbstgerechtigkeit erstarrte Stiesel. Sein Egoismus hat ihn in einen erstarrten geistigen Anzug gezwängt. Nichts fließt mehr und dieses Fließen sollte wieder hergestellt werden. Dieser Mensch sollte lernen sich zu den Tiefen des Lebens zu bekennen.

Ersterer ist gestört in den unteren Körperbereichen, letzterer vom Kopf her. Beide müssen sich aus ihren geistigen Hemmungen herauslösen lernen.

Ist man ein Arschkriecher, wäre es notwendig sich ehrlich zu machen um sich wieder aufrichten zu können zur Aufrichtigkeit.

Der Erstarrte sei gehalten seine Minderwertigkeitsgefühle zu befreien, indem er sich nicht mehr hinter Unentbehrlichkeitsdemonstrationen versteckt..

Ähnlich verhält es sich mit den Verrenkungen am obersten Halswirbel, dem Atlas. Wovor weicht der Kopf aus? Hapert es mit der Anpassungsfähigkeit der Person, oder will sie mit dem Kopf durch die Wand.

Sicher kann auch hier der Chiropraktiker meistens helfen; aber der geistige Hintergrund sollte schon bewusst gemacht werden. Signal von Fehlstellungen im Atlasbereich wäre grundsätzlich von Natur aus darauf aufmerksam zu machen, dass ein Richtungswechsel im Leben angestrebt werden sollte.

Auch hier wäre zu erinnern an das Gegenteil, an den Wendehals. Sein Problem ist die Ehrlichkeit.

Der Rundrücken puckelt durchs Leben und macht sich für wen krumm?

Das steife Kreuz fragt sich: was bringt es mir ein? Das Hohlkreuz versucht zu beweisen, dass nichts in seinem Leben hohl ist, und der Buckel muss sich fragen, wovor ducke ich mich ständig oder müssen sich andere vor mir ducken. Kinder zeigen mit dem Finger auf ihn und sagen: Wie steht denn der da?

Die seitlichen Verbiegungen drücken immer aus, dass jemand sich um Probleme herumwindet. Dabei kommt natürlich immer eine Körperseite zu kurz. Ist es die linke Seite, handelt es sich um weibliche Belange und bei der rechten Seite um männliche Probleme.

Oft könnte man sogar vermuten, dass es sich um krumme Touren handelt.

Dieser kurze Abriss soll dir bewusst machen, wie eng das Körperliche mit dem Geistigen zusammenhängt.

Körper, Seele und Geist sind nun einmal eine Dreieinheit. Wenn ich mich nunmehr meinen Übungen zuwende, so muss diese Erkenntnis dich begleiten, und wenn ich Empfindungen anspreche, die durch diese Übungen ausgelöst werden sollen, so geschieht das mit der Absicht dich ein kleines Stückchen Weges in die Esoterik hineinzulocken.

Die eigentlichen Übungen bedürfen einer kurzen Einleitung, damit der Rücken aufnahmefähig ist, die erwünschten Energien aufzunehmen.

Du beginnst am besten mit den Füßen.

Setze dich auf die freie Badewannenecke oder (und) setze den rechten Fuß auf den Klodeckel. Natürlich gehen zwei entsprechend hohe Hocker auch.

Jeder einzelne Zeh wird elf Sekunden nach links und rechts in die Länge gezogen. Natürlich bedarf es keines Stoppweckers. Es genügt, wenn du langsam von 20 bis 31 zählst.

Natürlich folgt jetzt der linke Fuß.

"Warum das?“ fragst du. Jeder einzelne Zeh hat zwei Beziehungen zu unterschiedlichen Organen.

Der kleine linke und rechte Zeh unterhält engste Beziehungen zur Wirbelsäule und den Nieren.

Der vierte Zeh ist reflektorisch verbunden mit der Gallenblase und den oberen Extremitäten.

Zeh Numero drei versorgt die Haut und den weiblichen Unterleib mit Energie.

Der zweite Zeh ist energetisch verbunden mit den Gelenken und den Abwehrstrukturen.

Und der große Zeh versorgt die Milz und das Sensorium mit Energien.

Alle Zehen haben Verbindung mit dem Gehirn.

Diese Energien sind minuspolig aus der Erde kommend.

Die Dehnung ermöglicht diesen besonderen Organen Durchblutung, und nun fühlen sich deine Vorfüße nicht nur schon recht warm an, sondern du hast von den Füßen her etwas Wesentliches für deine Wirbelsäule und dem ganzen Organismus getan.

Nun fährst du fort, indem du beide Füße nach vorn, nach oben, nach links und nach rechts streckst, auch je 11 Sekunden. Wenn du dich dabei genau beobachtest, wirst du feststellen, dass deine ganzen Beine mit allen Muskeln gleichzeitig diese Streckung mitmachten. Auch das bedeutet Durchblutung nicht nur der Beine, sondern vor allem der Basis der Wirbelsäule des Beckens.

Jetzt ist es an der Zeit die Hüftgelenke und Knie zu bewegen, und zwar ohne jegliche Belastung. Warum ohne Belastung? Kannst du dir das gar nicht denken? Beide Gelenkpaare sind doch ein Leben lang, als Steh- und Fortbewegungselemente, ununterbrochen höchsten Belastungen ausgesetzt.

Also, ohne Belastung wirst du jetzt tun, als ob du Rad fahren würdest. Hundertmal immer im Kreis herum, vorwärts und rückwärts. Ob du nun die Richtung wechselst nach jeder Numero zehn, oder ob du erst nach fünfzig Malen wechselst, kann ich dir guten Gewissens überlassen. Ich weiß von vielen Patienten, dass sie zum Zählen die Finger zu Hilfe nehmen. Auch das kannst du gern in eigene Regie nehmen. Wichtig ist, dass du die Beine dabei nach vorne stößt, damit die Menisci mit jedem Stoß gedehnt werden. Du erinnerst dich, Dehnung steht für Durchblutung. Das haben unsere Stoßdämpfer in den Knien schon mal verdient.

Ebenso wichtig ist das Training des meist vergessenen **Beckenbodens**. Als Basis ist seine Elastizität unverzichtbar. Er besteht aus drei Muskelgruppen, die ich dir gar nicht erst aufzählen will, weil du doch kein Orthopäde oder Chirurg werden willst. Was man aber wissen muss, ist die Folgenden Übungen.

Man beginnt mit dem Zusammenkneifen der beiden Pobacken. Wenn du dich sehr genau beobachtest, wirst du bemerken, dass sich die Oberschenkel und die Wirbelsäule bis hinauf zum Hals mit bewegen. Es ist als ob man größer wird. Gehen diese beiden Regionen nicht mit, machst du etwas falsch.

Auch deine Atmung wird ungewohnt angeregt.

Die zweite Übung besteht darin, die Genitalsphäre nach innen oben zu ziehen. Auch hierbei müssen sich die Beine und die Wirbelsäule, wie eben geschildert, bewegen. Die Atmung hört sich dabei völlig anders an.

Als dritte Übung sollte man den von mir so benannten „Powatschel" machen.

Um das zu tätigen, stelzt man von eine Pobacke auf die andere, vor- und rückwärts. Auf dem Fußboden könnte man durch das ganze Zimmer wackeln.

Bei dieser Übung werden die Muskeln angeregt, die das Becken nach oben innen aufrichten. Auch hier macht die Wirbelsäule eine richtigen Tanz mit. Die Atmung ist dagegen nicht so auffällig.

Diese drei Übungen sind so praktisch, dass man sie zu jeder Tageszeit und überall einsetzen kann. Sie mobilisieren den gesamten Stoffwechsel und nach kürzester Zeit läuft man leicht wie ein Kätzchen. Die schweren Beine sind weg, die Regel bei den Mädchen hat sich normalisiert. Die Prostata des Mannes schwillt ab und vieles andere an Störungen reduziert sich wie von Zauberhand.

Noch wichtiger ist allerdings die Windrose

Ich habe sie so getauft, weil du deinen Oberkörper in alle vier Himmelsrichtungen beugen sollst: vorwärts und rückwärts, nach rechts und nach links und außerdem musst du dich nach links und rechts drehen, immer nur so weit wie du dich ohne Kraftaufwand beugen oder drehen kann.

Hört sich so einfach an, ist es aber nicht. In jede dieser Richtungen beugst du dich mit Kopf und Rumpf, soweit beide es klaglos zulassen und nun folgt das, was den Effekt ausmacht. Du dehnst dich in die Länge. Den nachfließenden Zwangsatem lässt du gerne zu.. Er unterstützt deine Dehnungen, stärkt Deine Lungen und reinigt diese extrem.

Das Ganze läuft in drei Phasen ab. Kopf senken, Rumpf senken und in die Länge dehnen, wobei die erzwungene Einatmung erfolgt. Spannung loslassen, aufrichten, ausatmen und mit den inneren Ohren lauschen, wie ein leises Rieseln aufwärts durch die Wirbelsäule läuft. Jetzt zur entgegengesetzten Seite beugen, strecken mit Einatmung, Spannung lösen aufrichten, ausatmen und auf das Strömen aufwärts durch die Wirbelsäule lauschen.

Jede dieser vier Übungen führst du zuerst drei Mal aus und steigerst sie nach einer Woche auf sieben Mal. Nach einer weiteren Woche solltest du jede Übung 21 Mal machen.

Übung Numero fünf wird getätigt wie wenn man einem Korkenzieher folgt. Auch dabei ist zwischen den beiden entgegengesetzten Richtungen die Atempause zu beachten. Das was du als Strömen wahrnimmst ist Energie, die aus der Erde Richtung Kosmos strömt.

Diese Energieform dient der Stabilisierung deiner Gelenke und Bandscheiben.

Diese letzte Übung steigerst du vorsichtshalber nur alle 14 Tage; denn sonst könnte es dir passieren, dass du einen stolzen Muskelkater bekommst.

Als am günstigsten hat es sich erwiesen die Reihenfolge der Übungen wie folgt einzuhalten:

Vorbeugung - Rückbeugung (bis 21 Mal). Jede Woche steigern.

Seitbeuge rechts - Seitbeuge links (bis 21 Mal). Jede Woche steigern.

Drehstreckung rechts - Drehstreckung links (bis 21 Mal). Alle 14 Tage steigern.

Als weitere Ergänzung lässt du nun die Drehstreckung der Arme folgen. Zuerst nach oben, dann nach vorne und hinten und schließlich nach seitlich unten. Dabei ist es tunlich wiederum die Atmung mit einzuspannen, die in diesem Falle allerdings nicht erzwungen wird. Du musst sie also selbst tätigen. Mit der Dehnung der Arme werden zehn Energiebahnen angeregt:

Der kleine Finger mit Dünndarm, Herz und Immunsystem, der vierte Finger mit Hypophyse und Bindegewebe, der dritte Finger mit Kreislauf und Peristaltik, der Zeigefinger mit Nerven Dickdarm und Zentralnervensystem und der Daumen mit Lunge Lymphe und jeder Form von Energie. Es handelt sich folglich um ein stolzes Spektrum an Wirkungen.

Als letzte Ergänzung wäre es nützlich die Bauchrolle zu üben. Dazu beugst du dich ein wenig vor, ziehst die Bauchmuskulatur so weit wie möglich unter die Rippen und lässt die Bauchdecke nach unten rollen. 21 Mal ohne Gnade. Warum das auch noch notwendig ist? Nun, die Bauchdecke ist der Gegenpart des Rückens, und wenn ich das eine stärke, muss logischerweise der Gegenspieler mit von der Partie sein. Nun lasse ich dich aber zufrieden.

Wenn du dieses Pensum sorgfältig absolviert hast, bist du reif für die Dusche; heiß, so heiß du sie verträgst; aber dann bitte vergiss die kalte Dusche nachher nicht. Sie ist notwendig, weil sonst dein Kreislauf irgendwann zu Fuß gehen wird.

Die kalte Dusche zwingt dich nämlich wirklich tief durchzuatmen. Du treibst damit das Zwerchfell nach unten.

Durch das Zwerchfell ziehen zwei dicke Blutschläuche hindurch. So dick, wie wenn du Daumen und Zeigefinger mit den Fingerkuppen zusammenhältst. Diese beiden sind im Zwerchfell festgewachsen und wenn eine richtige Atmung stattfindet, werden diese beiden um so viel in die Länge gedehnt, wie deine Speckfalte unter dem Brustkorb ausmacht. Das sind ungefähr zwei Drittel bis drei Viertel der Länge dieser Gefäße. Diese werden extrem ausgedünnt und das Blut wird in den Kreislauf gepresst.

Hinzu kommt, dass unter dem rechten Rippenbogen die Leber unter dem Zwerchfell liegt. Wie ein Tafelschwamm wird sie ausgewrungen. Links befinden sich in etwa gleicher Höhe Bauchspeicheldrüse und Milz. Auch sie werden durch diese grandiose Wringmaschine ausgewrungen, und hinzu kommen auch noch das Dünn- und Dickdarmgekröse. Was ergibt das für ein Kuchenteigkneten.

Der Bluttransport ist so groß, dass das Herz davon bloß ein Viertel schlucken kann. Drei Viertel folgen jedem Atemzug hinterher. Erfolgt eine richtige Bauchatmung nicht, muss das Herz als Prügelknabe einen Teil dieser Arbeit übernehmen, und das mag es gar nicht und wird krank.

Jetzt weißt du wie wichtig die Atmung bei deiner Gymnastik ist.

Nichts an sonstigen Gymnastikformen kann wie diese eine so globale Wirkung in Knochengefüge, Muskulatur und Stoffwechsel zuwege bringen.

Sie kostet dich kein Geld, sondern nur ein wenig Zeit und Überwindung.

Ich wünsche dir viel Erfolg damit.

Für eilige Leser
Eine Kurzfassung der Übungen.

Sitzhaltung ist klar!

Vorneigen, Handposition ist nach vorn gewandert.

Größer werden, Zwangsatmung gewähren lassen, Handposition wandert nach schräg oben.

Zurückneigen, größer werden, Handposition wandert nach hinten oben, nach Aufrichtung ein bis zwei Sekunden verharren. Atempause!

Rechtsneigung, Linke Handposition wandert nach oben, rechte nach unten, größer werden, linke Handposition wandert weiter nach oben, rechte Position bleibt stabil.

Linksneigung, rechte Handposition wandert nach oben, linke nach unten, größer werden, rechte Hand wandert weiter nach oben, linke

Hand bleibt stabil. Nach Aufrichtung ein bis zwei Sekunden verharren. Atempause!

Rechtsdrehung, beide Hände wandern gleichmäßig rechts um den Rumpf herum, länger werden wie Korkenzieher, beide Hände wandern schräg aufwärts. Rumpf in Front zurückbringen und ein bis zwei Sekunden verharren, Atempause!

Linksdrehung, beide Hände wandern gleichmäßig links um den Rumpf herum, Länger werden wie Korkenzieher, beide Hände wandern schräg aufwärts., wieder zurück bis Mittelstellung = Atempause.

Bauchrollen

Gerade Rolle, Bauch unter die Rippen ziehen und nach unten abrollen.

Rechte Bauchrolle, etwas nach links neigen, Bauch unter die rechten Rippen ziehen und nach unten rechts kreisend abrollen.

Linke Bauchrolle, etwas nach rechts neigen, Bauch unter die linken Rippen ziehen und nach unten linkskreisend abrollen.

Radfahren ohne Belastung im Sitzen, bis hundert Mal steigern.

Füße kreisen in beide Richtungen. Je 21 Mal.

Zehen greifen lassen, je 21 Mal

Armübungen nach eigenem Gutdünken

Alles von eins bist einundzwanzig steigern.

Allergie-Test

Modeschmuck
Goldschmuck
Silberschmuck
Nickel
Stahl
Titan

Nahrungsmittel

Ananas
Kiwi
Papaya
Apfelsinen
Pampelmusen
Mandarinen
Weintrauben
Bananen
reife biol. Bananen
Kuhmilch
Ziegenmilch
Käse
Quark
Yoghurt
Sofafleischsorten
Nüsse
Paranüsse
Walnüsse
Haselnüsse
Cashiu
Sellerie
Weißkohl
Rosenkohl
Kohlrabi
Blumenkohl
Rotkohl
Rosenkohl
Grünkohl
Chinakohl
Erbsen
Salat
Pflücksalat
Kopfsalat
Feldsalat
Eissalat
Sellerie
Lauche
Knoblauch
Zwiebeln
Erdbeeren
Brombeeren
Heidelbeeren
Himbeeren
Preiselbeeren
Stachelbeeren
Rhabarber
Sauerampfer
Giersch
Brennsesseln
Gänseblümchen
Löwenzahn
Äpfel
Birnen
Kirschen
Pflaumen
Zwetschgen
Mirabellen
Sauerkirschen
Spinat
Schalentiere
Krabben
Garnelen
Krabben
Flusskrebse
Fisch
Schollen
Hummer
Lachs
Hai
Hering
Sprotten
Seehund
Walfleisch
Rind
Pferd
Schwein
Schaf
Huhn
Pute
Ente
Gänsefleisch
Taube
Saucen
Cremes
Mayonnaisen
Suppen
Eier
Wurstsorten
Leberwurst
Blutwurst
Jagdwurst
Mettwurst
Mett
Schinken
Kartoffeln
Folienkartoffeln
Butter
erhitzte Butter
Spargel
Margarine
Mariendistelöl
Leinöl
Brat und Fritieröl
Olivenöl
Brombeerblätter Tee
grüner chin. Tee
Haferstroh Tee
Rhoibush Tee
Pu Erh Tee
Himbeerblätter Tee
Lindenblüten Tee
Kamillen Tee
Hagebutten Tee
Erdbeerblätter Tee
Brennnessel Tee
Weizen
Gerste
Hafer
Roggen
Dinkel
Sesam

Verschiedenes

Hausstaub
Milben
Milbenkot
Zink
Mangan
Chrom
Waschmittel
Aufheller
Zahnpasta
Seifen
Lederschutzmittel
Schuhcreme
Reinigungsmittel
Reinigung für Kleidung
Blütenpollen
Fuchsschwanz

Weizenpollen
Rispengras
Schafgarbe
Raps
Luzerne
Hasel
Erle
Ulme
Weide
Pappel
Birke
Platane
Walnuss
Benzin
Benzol
Diesel
Paprika rot
Paprika grün
Paprika gelb
Honig Wald
Honig Tannen
Honig Raps
Honig Blüten
Marmelade
Industriezucker
Marmelade Fruchtzucker
Marzipan Industriezucker
Marzipan / Fruchtzucker
Schoko/Industriezucker
Schoko/Fruchtzucker
Kakao
Kaffe
schwarzer Tee
Kandiszucker
Senf
Tomatenmark Industrie

Tomatenmark Natur
Tomaten
Gummi
Schaumgummi
Schaumstoff
Leder
Linnen
Daunen
Federn
Tierfelle
Analgetica
Anticholinergika
Antiarrythmica
Antibiotica
Antihypertonica
Antihistaminicxa
Anticonvolsiva
Parkinsonmittel
Psychopharmaca
Virostatica
Zytostatica
Opiate
Atropin
Salyzilate
Scopolamin
Lidocain
Chinidin
Procainamid
Cephalosporine
Penicillin
Sulfonamide
Amphoterizin B
Antihypertonica
Reserpin
Beta Blocker
Furosemid-Diuretica

Herzglycoside
Antibiotica
Analgetica
Opiate
ASS
Entzündungshemmer
Cortison
Theophyllin
tegame

Nebenwirkungen

Merkschwäche
Reizbarkeit
Spannungen
Sehstörungen
Glaukom
Harnverhaltung
Verstopfung
Tacharrhytmie
nächtlich verwirrt
erregt
Benommen
Halluzinationen
RR-abfall
Austrocknung
K-Mangel
Diabetes
Inkontinenz
Bigeminus
Übelkeit
Erbrechen
verminderte Hirnleistung

Weiter Bücher von B. Chales - de Beaulieu im RiWei-Verlag
(vormals Satori-Verlag bzw. Licht-Quell-Verlag)

Tiere diesseits, Tiers jenseits
SA-297 € 7,80 ISBN Nr. 3-89758-297-X

Ein Wanderer zwischen zwei Welten
SA-294 € 20,00 ISBN Nr. 3-89758-294-5

Der vergessene Schritt
SA-272 € 34,00 ISBN Nr. 3-89758-272-4

Wunder Wirbelsäule
SA-292 € 7,80 ISBN Nr. 3-89758-292-9

in Vorbereitung:

E S O P H O R A
SA-273 € 12,80 ISBN Nr. 3-89758-273-2

Das große und einzige Pinkelbrevier
SA-277 € 7,80 ISBN Nr. 3-89758-277-5

Kleiner Dicker, was nun
SA-278 € 12,80 ISBN Nr. 3-89758-278-3

RiWei-Verlag GmbH
Liebig Str. 4
93055 Regensburg
Tel. 0941/ 799 45 70
Fax. 0941/ 799 45 72
www.RiWei-Verlag.de
EMail: Info@RiWei-Verlag.de

Wunder Wirbelsäule

Der Autor B. Chales - de Beaulieu hat auch zwei sehr ...
bemerkenswerte Bücher "Ein Wanderer zwische...
"Der vergessene Schritt" geschrieben.

Lebendig steht er dir gegenüber, "Der Große Alte O...stholsteins".
Seine Schüler haben ihn gedrängt, sein umfassendes Wissen über die Verbindung von Alltag und Esoterik preiszugeben.
Für jeden verständlich wird aufgezeigt, über welche natürlichen Voraussetzungen er zur heutigen Persönlichkeit herangereift ist; zu einem Vorbild, für das es sich lohnt ihm nachzueifern.
Ohne Schönfärberei wird alles das belegt an Hand von Erlebnissen aus Kindheit, Jugend und Erwachsenenalter. Nicht nur im BILD DER FRAU sind diverse Artikel über ihn veröffentlicht worden; Tiere diesseits, Tiere jenseits, 1001 - Verlag, hat zwischen 1969 und 1979 sechs Auflagen herausgebracht.
Außerdem veröffentlichte er als erster einen Artikel, der vor der Giftigkeit des Amalgams warnt. Der Richard Pflaum Verlag hat diesen 1969 in drei Auflagen gedruckt. Er wurde zum Zeitzünder für die heute verbreitete Diskussion über die hohe Giftigkeit dieser Zahnfüllungen. In der Schweiz und in Kanada sind Übersetzungen erschienen. Die bunte Presse sowie das Fernsehen haben bereits Interesse signalisiert.
Der Verfasser hat bis zum Kriegsende Chemie, Physik und Mathematik studiert; u.a. war er Schüler Max Plancks. Nebenher widmete er sich der Medizin und Naturheilkunde.
Seit nunmehr 35 Jahren führt er eine der bekanntesten Heilpraktikerpraxen mit Beziehungen nach China, Japan, Australien, Amerika und England.
Der Chronist.
Dr. Rudolph Rabe

RiWei
Verlag -GmbH

RiWei-Verlag GmbH
Postfach 20 04 54
93063 Regensburg

ISBN 3-89758-292-9